PRAKTISCHE BEITRÄGE

ZUR

OHRENHEILKUNDE

VON

DR. R. HAGEN,

DOCENT DER OHRENHEILKUNDE AN DER UNIVERSITÄT, PRAKTISCHER ARZT
UND OHRENARZT IN LEIPZIG.

II.

DER SERÖSE AUSFLUSS AUS DEM ÄUSSEREN OHRE NACH KOPFVERLETZUNGEN.

LEIPZIG
VERLAG VON VEIT & COMP.
1866.

VORWORT.

Als Fortsetzung der mit den „elektro-otiatrischen Studien“ (Abdruck aus der Wiener medicinischen Wochenschrift, 1866) begonnenen praktischen Beiträge zur Ohrenheilkunde erscheint „der seröse Ausfluss aus dem äusseren Ohre nach Kopfverletzungen“.

Möchte die den electo-otiatrischen Studien im In- wie Auslande gewordene rege Theilnahme und Anerkennung auch den ferneren — nunmehr von Zeit zu Zeit erscheinenden — praktischen Beiträgen zur Ohrenheilkunde in nicht minderem Grade zu Theil werden.

Leipzig, im October 1866.

Der Verfasser.

Bekanntlich wird jetzt — namentlich nach den umfassenden Untersuchungen von Luschka[1] — allgemein angenommen, dass die nach Kopfverletzungen aus dem äusseren Ohre ausfliessende seröse Flüssigkeit aus dem Subarachnoidealraume stamme, mithin Cerebrospinalflüssigkeit, und in jedem solchen Falle eine Fractur der Schädelbasis vorhanden sei.

Es kommt uns nicht bei, diese von verschiedenen Chirurgen und besonders von Bruns[2] mit grösster Bestimmtheit aufgestellte Behauptung zu widerlegen; wir sind vielmehr gezwungen, derselben im Allgemeinen ebenfalls beizupflichten. Ob indessen in allen Fällen jenem serösen Ausflusse aus dem äusseren Ohre immer diese Quelle zu Grunde liegen müsse, ist doch wohl noch fraglich, und wir werden uns bemühen, im Nachstehenden die näheren Details zusammenzutragen, um auf diese Weise zu einem möglichst sicheren Resultat zu gelangen.

Die Behauptung, dass bei vorhandenem serösem Ausflusse aus dem äusseren Ohre nach Kopfverletzungen auf eine Fractur der Schädelbasis geschlossen werden müsse, stützt sich einerseits auf die Ergebnisse der in solchen Fällen vorgenommenen Sectionen und andererseits auf die chemischen Analysen jenes serösen Ausflusses und der Cerebrospinalflüssigkeit.

Nach Bruns[3] soll die anatomische Untersuchung in allen Fällen, in welchen seröser Ausfluss aus dem Ohre beobachtet wor-

---

[1] Dr. H. Lushka. Die Adergeflechte des menschlichen Gehirns. Berlin 1855. — Vergleiche: Hyrtl, topographische Anatomie, pag. 86 etc. Kölliker, Handbuch der Gewebelehre pag. 323 etc. Virchow, Handbuch der speciellen Pathologie und Therapie. Erlangen 1854. Bd. I, pag. 112 etc.

[2] Dr. V. Bruns. Handbuch der praktischen Chirurgie. 1. Abth. Tübingen 1854.

[3] A. a. O. pag. 323.

den war, ganz constant einen durch das Felsenbein hindurchgehenden Spaltbruch nachgewiesen haben, welcher sich von dem inneren Gehörgange aus durch das Labyrinth und die Paukenhöhle bis in den äusseren Gehörgang hinein fortsetzte, und mit diesem Knochenbruch in diesen Fällen immer eine Zerreissung der Dura mater, welche den inneren Gehörgang auskleidet, verbunden gewesen sein, und zwar der Dura mater allein, wenn der Bruch gerade den Grund dieses Ganges diesseits der Umschlagungsstelle der Arachnoidea an den beiden Nerven trifft, oder zugleich auch der Arachnoidea, wenn der Bruch näher der inneren Mündung durch diesen Gang hindurchgeht. Ebenso finden sich auch Zerreissungen der Weichtheile in dem inneren Gehörorgane, namentlich der Haut des eiförmigen Fensters und des Trommelfelles, welches letztere gewöhnlich eine Oeffnung in seinem mittleren Theile erkennen liess.

Was den Weg anlangt, welchen die Cerebrospinalflüssigkeit bei diesen Brüchen zu nehmen hat, so ist diess folgender: Aus ihrem Subarachnoidealraume dringt sie zunächst durch den Riss in der Arachnoidea und der Dura mater oder durch letzteren allein und durch den Sprung in der Wandung des inneren Gehörganges, besonders in dem dünnen Knochenblättchen, welches den Vorhof von jenem trennt, in das Labyrinth; sodann von diesem aus durch die Bruchspalte des Knochens oder durch das geöffnete eiförmige Fenster in die Paukenkökle, um endlich durch das Loch im Trommelfelle frei durch den äusseren Gehörgang abzufliessen oder auch durch die Eustachi'sche Röhre in die Rachen- und Nasenhöhle zu gelangen.

In der Literatur sind folgende Fälle veröffentlicht worden, in welchen am Lebenden jener seröse Ausfluss aus dem äusseren Ohre beobachtet und nach dem Tode durch die anatomische Untersuchung eine Fractur des Felsenbeines nachgewiesen worden ist.

1. **Bell.** Untersuchungen über das Nervensystem. Aus dem Englischen von Romberg. 1832. pag. 229.
2. **Bodinier.** Bulletins de la société anatomique de Paris. 1844. pag. 26.
3. **Guthrie.** Ueber Gehirnaffectionen etc. Aus dem Englischen. 1844. p. 91.
4. **Monnot.** Ebendaselbst 1845. pag. 74. Rapport darüber pag. 91.
5. **Laugier.** Annales de la chirurgie. Paris 1845. T. XIV. pag. 321. Drei Fälle.

6. **Debrou.** Bulletins de la société de Chirurgie de Paris. T. I. pag. 779. — Bulletins de la société de Médecine de Bordeaux. 1841. — Archives générales. 4me Série. T. VI. pag. 326.
7. **Chassaignac.** Mémoires de la société de Chirurgie de Paris. T. I. pag. 554.
8. **Robert.** Ebendaselbst pag. 563. Ausführliches „Mémoire sur la nature de l'écoulement aqueux très-abondant, qui accompagne certaines fractures du crâne", welches ausser einer eigenen hierher gehörigen Beobachtung (pag. 564.) noch zwei weitere an Robert mitgetheilte Beobachtungen von Nelaton (pag. 569) und von Boyer (pag. 573) enthält.
9. **Pitha.** Prager Vierteljahresschrift. 1858. Bd. I. pag. 177.
10. **Gay.** Medical Times and Gazette. Dec. 3. 1864. pag. 592.

In den eben angeführten Fällen war zumeist im Anfang eine mehr minder bedeutende Menge Blut aus dem äusseren Ohre ausgeflossen, welches erst nach verschieden langer Zeit durch eine anfangs stark roth gefärbte, bald aber sich mehr entfärbende und nach 12 bis 36 Stunden vollständig farblos werdende, klare, wasserhelle Flüssigkeit ersetzt wurde. Gewöhnlich sickert diese Flüssigkeit, welche nur ausnahmsweise gleich vom Anfange an fast ganz farblos beobachet worden ist, bei der Lage des Kopfes auf der verletzten Seite in rasch auf einander folgenden Tropfen aus dem äusseren Ohre aus und kann bequem aufgefangen werden. Durch Schnäutzen, Niesen, Husten oder dergleichen Bewegungen wird momentan die Menge der ausfliessenden Flüssigkeit vermehrt. In einzelnen Fällen wurde die aussickernde Flüssigkeit aufgefangen und ergab so in einer Viertelstunde ohngefähr einen kleinen Esslöffel oder in 24 Stunden circa 5 Unzen. Dieser Ausfluss dauert aber in dieser beträchtlichen Menge nur 1 bis 2 bis 3 Tage an, vermindert sich dann und hört am 6. bis 7. Tage, bisweilen auch schon früher, ganz auf. Hieraus ergiebt sich, dass die Menge der ausgesickerten Flüssigkeiten in den einzelnen Fällen eine sehr verschiedene ist; auch muss sogleich bemerkt werden, dass bisher die betreffende Flüssigkeit in keinem einzigen Falle vollständig aufgefangen und gemessen worden ist; man hat nur annähernd durch Berechnung dieselbe in einigen Fällen auf 1000 Grammes und mehr geschätzt.

Auffallend ist die grosse Aehnlichkeit der chemischen Zusammensetzung dieser serösen Flüssigkeit mit jener der direct aus der Schädelhöhle entnommenen Cerebrospinalflüssigkeit. Des Vergleiches halber stellen wir hier die Resultate der chemischen Analyse der in dem von Debrou beobachteten Falle ausgetropften Flüssigkeit von Rabourdin[1] angestellt (I), mit jener der aus der Schädelhöhle einer alten Frau genommenen Flüssigkeit von Lassaigne[2] angestellt (II) zusammen.[3]

I.		II.	
Wasser	98,750.	Wasser	98,564.
Salzsaures Natron . .	1,065.	Salzsaures Natron . .	0,801.
Phosphorsaurer Kalk Kohlensaures Natron Schwefelsaures Kali Extractivstoff . . Schleim	0,135.	Phosphorsaurer Kalk Kohlensaures Natron Osmazom . . . Thierische Materie . Eiweiss	0,615.
Eiweiss	Spuren.		

Die bei Schädelfracturen aus dem äusseren Ohre ausfliessende Flüssigkeit zeichnet sich mithin durch ihren vorwiegenden Gehalt an Chlornatrium und durch den geringen Eiweissgehalt aus, stimmt aber grade durch diese Verhältnisse mit der chemischen Zusammensetzung der Cerebrospinalflüssigkeit wesentlich überein. Erwägt man nun noch die Uebereinstimmung im Bezug auf die Dauer und die Menge des serösen Ausflusses mit den Ergebnissen der physiologischen Experimente an Thieren, durch welche eine ausserordentlich schnelle Wiedererzeugung der Cerebrospinalflüssigkeit nachgewiesen wurde; so möchte man sich unzweifelhaft zu der Annahme berechtigt halten, dass jener bei Fracturen der Schädelbasis beobachtete seröse Ohrenausfluss in der That Cerebrospinalflüssigkeit sei.

Aus dem Bisherigen möchte es den Anschein gewinnen, dass in solchen Fällen von Fractur der Schädelbasis, mit serösem Ohrenausfluss combinirt, immer der Tod eingetreten sei. Dies ist jedoch nicht immer der Fall gewesen; im Gegentheil lassen sich in der

[1] Bulletins de la société de Chirurgie de Paris. 1851. T. I. pag. 783.

[2] Recherches sur le liquide céphalo-rachidien ou cérébro-spinal par Magendie. Paris 1842. pag. 48.

[3] Vergleiche: Dr. F. Hoppe. Ueber die chemische Zusammensetzung der Cerebrospinalflüssigkeit. Virchow's Archiv. Bd. 16. p. 391 etc. — und Jolly. Gazette médic. de Paris, 3. 1864. — Schmidt's Jahrbücher, 1864. Bd. 123. p. 277.

Literatur eine ziemliche Anzahl von Fällen auffinden, in welchen ein tödtlicher Ausgang nicht erfolgte und mithin die anatomische Untersuchung nicht hat vorgenommen werden können, sondern die Verletzten wieder genasen. Es sind dies folgende Fälle:

1. **Stalparti van der Wiel.** Observationum rariorum centuria. Lugduni Batavorum 1728. Obs. 15. pag. 68.
2. **Chassaignac.** Des plaies de la tête. Paris 1842. pag. 107.
3. **Guthrie.** Ueber Gehirnaffectionen. Aus dem Englischen. 1844. pag. 89.
4. **Ph. Boyer.** Boyer traité des maladies chirurgicales. 5me édit. T. IV. pag. 289.
5. **Rampal.** Journal de chirurgic par Malgaigne. 1846. T. IV. pag. 274.
6. **Malgaigne** (mitgetheilt von Grivot im Journal de chirurgie par Malgaigne). Paris 1846. T. IV. pag. 283.
7. **Deguise.** Bulletins de la société de chirurgie. Paris 1851. T. I. pag. 125.
8. **Bruns.** Handbuch der practischen Chirurgie. Erste Abtheilung: Gehirn und Umhüllungen. Tübingen 1854. pag. 325.
9. **Ferri.** Gazette hebdom. T. I. N° 5. Novembre 4. 1854. pag. 59 etc.
10. **C. W. Wutzer.** Verhandlungen des naturforschenden Vereins der preussischen Rheinlande etc. XI. Jahrgang. 1854.
11. **G. W. Thomas.** Dissertatio inauguralis medico-chirurgica de fracturis ossis temporum una cum otorrhoea sanguinea vel aquosa. Jenae 1855. pag. 24 etc.
12. **Pitha.** Prager Vierteljahresschrift. 1858. Bd. I. pag. 176.
13. **Morvan.** De la fracture de la cavité glénoïde du temporal à la suite de violences sur le mentor. Archives générales. Septembre 1858. — Canstadt's Jahresbericht 1858. Bd. IV. pag. 59.
14. **Bernard.** L'Abeille médicale 1858. N° 18. — Canstatt's Jahresbericht. 1858. Bd. IV. pag. 62.
15. **Prescott Hewett.** Medical Times and Gazette. July 1858. — Canstatt's Jahresbericht. 1858. Bd. IV. pag. 63 etc.
16. **Hilton** (in Guy's Hospital beobachtet). Medical Times and Gazette. Decemb. 1859. pag. 631.

Auf die prognostische Bedeutung des serösen Ausflusses aus dem äusseren Ohre in Folge von Verletzungen des Schädels werden wir später zurückkommen.

Wenn die bisher angeführten Fälle serösen Ausflusses aus dem Ohre zur Unterstützung der Diagnose von Fractur der Schädelbasis dienten, so lassen sich doch auch in der Literatur andere Fälle sammeln, durch welche, wenn auch anfangs Genesung erfolgte und erst später durch andersartige Ursachen der Tod der betreffenden Individuen herbeigeführt wurde, das Fehlen jeder

Fractur der Schädelbasis trotz vorhanden gewesenen wässerigen Ohrenflusses zur Evidenz nachgewiesen wurde. Es sind dies folgende Fälle, die wir nothgedrungen ausführlich mittheilen werden:

1. G. Vivarelli,[1] ein junger Mann, wurde am 18. Juni 1847 an der linken Kopfhälfte verletzt. Er bot alle indirecten Symptome einer Fractur der Schädelbasis dar. Nach einer nur kurze Zeit anhaltenden Blutung aus dem linken Ohre flossen sodann innerhalb 106 Stunden 63 Unzen einer wässerigen Flüssigkeit aus, welche nach der angestellten chemischen Analyse zumeist aus Wasser, nicht viel Schleim und Chlornatrium bestand, Eiweiss und Kalk- und Magnesialsalze aber nicht enthielt. Nach 5 Wochen war Vivarelli genesen. Die unmittelbar nach der Verletzung vorhandene totale Taubheit hatte sich gebessert und war nur noch Schwerhörigkeit vorhanden.

Ferri zweifelte keinen Augenblick, dass eine Fractur der Basis des Schädels vorhanden und das seröse Fluidum Cerebrospinalflüssigkeit gewesen sei. Nach sechs Jahren, während welcher Zeit der obige Kranke sich bis auf die Schwerhörigkeit völlig wohl befunden hatte, verlangte Vivarelli von Neuem die Aufnahme in das Hospital wegen Caries des rechten Felsenbeines. Drei Tage nach erfolgter Aufnahme starb Vivarelli. Bei der Section fand sich Eiterung in der rechten Paukenhöhle mit Zerstörung des Knochens bis in die Schädelhöhle; es liess sich aber weder an der Dura mater noch an irgend einem anderen Theile des Schädels irgend eine Spur einer vorausgegangenen Fractur auffinden; dagegen waren eine zusammengezogene Narbe des Trommelfelles, Subluxation der Gehörknöchelchen und Pseudomembranen im runden und ovalen Fenster deutlich vorhanden.

Bei einem 45jährigen Manne[2] trat nach einer schweren Kopfverletzung zuerst ein blutiger, dann rosarother und endlich seröser Ausfluss aus dem Ohre sechs Tage lang auf und war namentlich am ersten und zweiten Tage so reichlich, dass in einer Stunde mehrere Unzen aufgefangen werden konnten. Ein Zusatz von Salpetersäure lieferte einen starken Niederschlag von Albumen.

---

[1] Ferri. Gazette hebdom. T. I. No. 5. Paris. 4. Novembr. 1854.

[2] Prescott Hewett. Medic. Times and Gazette. July 1858. — Canstatt's Jahresbericht 1859. Bd. IV. pag. 63.

Am 7. Tage erfolgte der Tod. Die Section ergab, indem die Dura mater sorgfältig vom Felsenbein entfernt wurde, keine Verletzung dieser Membran, überhaupt keine Verletzung des Schädelbeines, keine Communication des mittleren und inneren Ohres, die Höhlen des Ohres normal, dagegen die Schleimhaut der Paukenhöhle und die Zellen des Zitzenfortsatzes geröthet und mit Eiter bedeckt.

L. Fedi[1] hat ebenfalls Beobachtungen und Untersuchungen über den wässerigen Ausfluss aus dem Ohre veröffentlicht. Die erste Beobachtung ist von uns leider nicht zu erlangen gewesen; die zweite ist folgende:

Eine 50jährige Bettlerin stürzte auf das Strassenpflaster. Contusion des linken äusseren Augenwinkels. Sie stand auf, bemerkte sofort ein Auströpfeln einer wässerigen, in der ersten Viertelstunde schwach röthlichen, dann völlig klaren Flüssigkeit aus dem rechten Ohre. — Kopfschmerz besonders rechts und an der contundirten Stelle. Fortdauer des Ausflusses mehrere Tage hindurch continuirlich, später mit Unterbrechungen, allmählige Verminderung; Aufhören des Ausflusses nach $33^3/_4$ Stunden. So lange der Ausfluss bestand, ward völlige Integrität aller Functionen mit Ausnahme einer leichten Stumpfheit des Gehörs der rechten Seite beobachtet. Der Ausfluss wurde durch Husten nicht vermehrt, und drang bei Verschluss des Ohres nicht durch die Eustachische Trompete. Die Untersuchung des äusseren Gehörganges und Trommelfelles zeigte nichts Krankhaftes.

Wiederholtes Ansammeln des wässerigen Ausflusses ergab bei der ersten Untersuchung dessen Menge in der Minute gleich $10_{,333}$ Gran, in der zweiten gleich $7_{,133}$ Gran, in der dritten (Abends) gleich $12_{,067}$ Gran.

Am dritten Tage früh ($33^3/_4$ Stunden nach der Aufnahme) Aufhören des Ausflusses seit $^5/_4$ Stunden; Phantasiren, stärkerer Kopfschmerz, namentlich im Hinterkopfe, gesteigerte Wärme des Kopfes, Zunahme der Harthörigkeit rechts. Puls normal. Venäsection von 8 Unzen, Sinapismen auf die Füsse, Eis auf den Kopf. — Abends Puls 80, Temperatur gesteigert, heftiges Phantasiren, Uebelkeit und Brechneigung, träge Antworten wegen des

[1] Jntorno allo stillicidio acquoso per l'orechio, seguentemente alle percosse della testa. — Canstatt's Jahresbericht 1859. Band IV. pag. 65.

heftigen Schmerzes im Kopfe. — 14 Blutegel an die Regio mastoidea, Eis, Sinapismen. — Nachts halb Phantasiren, halb Schlaf. — Am 4. Tage früh Kopfschmerz unverändert, Uebelkeiten, Puls 81, Gehör rechts besser. Da die Blutegel schlecht gesogen, von Neuem 12 Stück; Eis; purgirendes Klystier. — Abends nach kräftiger Wirkung der Blutegel Ruhe; Puls 65. Sämmtliche Erscheinungen vermindert. Appetit. — Von nun an täglich fortschreitende Besserung. Am 10. Tage völlige Genesung.

Die mit zwei Unzen der aufgefangenen Flüssigkeit von Pacini und Tagnozzi ausgeführte chemische Analyse ergab in 100 Theilen:

Eiweiss	$00,_{68}$.
Fibrin	$00,_{16}$.
Chlornatrium	$00,_{20}$.
Unterkohlensaures Natron	$00,_{17}$.
Cerebrinsäure (?) . . .	$00,_{06}$.
Wasser	$98,_{64}$.
Verlust	$00,_{09}$.
	$100,_{00}$.

Die Gesammtmenge der ausgeflossenen serösen Flüssigkeit berechnet Fedi im Mittel auf $9,_{8576}$ Gran während der Minute, also während $33^3/_4$ Stunden auf 34 Unzen, 15 Denare und $17,_{64}$ Gran. — Da, wie Fedi angiebt, 2 toskan. Unzen = 1152 Gran, das toskan. Pfund von 12 Unzen aber = $339,_{542}$ Grammes ist, so berechnet sich die Menge des Ausgeflossenen für $33^3/_4$ Stunden auf $981,_{277}$ Grammes.

Drei Jahre später, nachdem die Frau, welche inzwischen kein Zeichen einer üblen Nachwirkung der früheren Verletzung dargeboten hatte, in Folge eines Brustkrebses gestorben war, wurde die Section gemacht und Folgendes gefunden. Gehirn und Hirnhäute normal, namentlich auch die Dura mater des rechten Felsenbeines. Das Letztere ohne jede Spur einer Verletzung. Eben so unversehrt war die Eintrittsstelle des Nervus facialis. Das Trommelfell war natürlich gelagert. Am unteren Theile des äusseren Blattes dieser Membran, fast in der Richtung des vertikalen Durchmessers, fand sich eine ovale, nach der Quere liegende, 5 Mm. lange Vertiefung (infossamento). An dieser Stelle fehlte die normale Durchsichtigkeit (?) des Trommelfelles, dagegen hatte dasselbe hier ein weiss-opalisirendes Ansehen, ähnlich perlfarbenen Leukomen. — Die Wände der Paukenhöhle waren unverletzt, die Höhle selbst normal. Die Verbindung der Gehörknöchelchen war normal; die schiefe Richtung des Steigbügels grösser als gewöhnlich, besonders deutlich beim Vergleich mit dem gesunden Ohre. An der Verbindungsstelle des vorderen Bügels mit der Basis (dem Fusstritte) war eine nicht vereinigte Fractur vorhanden; in Folge dieser eine Erhebung des betreffenden Bügels und eine Einsenkung (infossamento) des hinteren Bügels und des mit diesem verbundenen Theiles der Basis in die Fenestra ovalis. Die Sehne des Musc. stapedius, welche sich an das Köpfchen des Steigbügels ansetzt, fehlte, der Stapedius selbst war atrophisch. — Durch die Fractur des Steigbügels stand die Paukenhöhle mit dem Vestibulum in Communication; man gelangte bequem mittelst einer dünnen Sonde in dasselbe. — Eine anderweitige Verletzung fand sich nicht vor.

Fedi hält die Fractur des Steigbügels, die offenbar vorhanden gewesene Verletzung des Trommelfelles für die Bedingungen, unter denen der seröse Ausfluss — seiner Meinung nach wesentlich Liquor Cotunni — zu Stande kam. — Denselben Charakter hatte seiner Ansicht nach der seröse Ausfluss aus dem linken Ohre bei seinem ersten Kranken, welcher in 81 Stunden 63 Unzen Flüssigkeit lieferte.

Die Absonderung einer so bedeutenden Menge von seröser Flüssigkeit durch die Häute des Labyrinthes hält Fedi keineswegs für unerklärlich und glaubt, dass die durch die Verletzung bewirkte Aufhebung des Druckes, unter welchem die betr. Gefässe stehen, sehr in Anschlag zu bringen sein dürfte. Indessen erwartet er selbst den Beweis für die Richtigkeit seiner Ansicht von Versuchen an Thieren, über welche uns jedoch bisher keine Kenntniss geworden ist.

In den eben mitgetheilten drei Fällen von serösen Ausflüssen aus dem äusseren Ohre ohne Fractur der Schädelbasis haben die mit jenen Flüssigkeiten angestellten chemischen Analysen wesentlich verschiedene Resultate ergeben. In dem von Ferri veröffentlichten Falle war von Eiweiss keine Spur und nicht viel Chlornatrium enthalten, in dem von Prescott Hewett dagegen sehr viel Eiweiss (über den Gehalt an Chlornatrium ist nichts erwähnt), während in Fedi's Falle der Gehalt an Eiweiss über dreimal reichlicher als der an Kochsalz war. Einzig die im Ferri'schen Falle gesammelte und analysirte Flüssigkeit zeigt grosse Aehnlichkeit mit der Cerebrospinalflüssigkeit. Die serösen Ausflüsse in den beiden anderen Fällen dagegen unterscheiden sich wesentlich von jener; denn ein sehr starker oder mindestens ein über die Kochsalzprocente überwiegender Eiweissgehalt steht direct im Wiederspruch mit den Ergebnissen der chemischen Analyse der Cerebrospinalflüssigkeit, welche, wie wir früher angegeben haben, gerade durch einen vorwiegenden Gehalt an Chlornatrium und durch einen ganz geringen an Eiweiss charakterisirt wird. Man würde demnach in solchen Fällen schon aus den Resultaten der chemischen Analyse des serösen Ausflusses aus dem äusseren Ohre darthun können, ob es sich um Cerebrospinalflüssigkeit handelt oder nicht, obgleich hierdurch allein die anderweitige Quelle des serösen Fluidums noch keineswegs eruirt wird; denn zur Zeit fehlen noch, soviel uns wenigstens bekannt geworden, genaue Analysen der Peri- und Entolymphe des Labyrinthes, um die Uebereinstimmung oder Aehnlichkeit mit diesen nachzuweisen. Andererseits könnte das Blutserum auf verschiedene Weise die Quelle eines serösen Ausflusses aus dem äusseren Ohre werden. Wir lassen hier eine Zusammenstellung der Bestandtheile der Cerebrospinalflüssigkeit und des Blutserums folgen:

I. Cerebrospinalflüssigkeit.		II. Blutserum.	
Wasser	975.		902.
Albumen	3.		79.
Schleim und Extractivstoffe etc.	11.	Fibrin, Fette und Extractivstoffe etc.	10.
Diverse Salze[1]	11.		9.
	1000.		1000.

Da also das Blutserum in vorstehender Zusammenstellung sich vorzugsweise durch seinen überwiegenden Eiweissgehalt charakterisirt, ähnelt das im Falle von Hewett untersuchte Fluidum am meisten dem Blutserum und unterscheidet sich somit wesentlich von der Cerebrospinalflüssigkeit, während die chemische

[1] Unter den Salzen prävaliren die Phosphate und die Kalisalze.

Analyse der von Fedi gesammelten serösen Flüssigkeit kein Analogon findet.

Einen Fall von serösem Ausfluss aus dem äusseren Ohre hatten wir jüngst bei einem preussischen Landwehrmann zu beobachten Gelegenheit. Die ausführliche Krankengeschichte ist folgende:

Am 12. Juli d. J. stellte sich in unserer otiatrischen Poliklinik Ferdinand Schäfer, 20 Jahr alt, Unteroffizier im 56. Infanterieregiment, 2. Bataillon, 6. Compagnie, gebürtig aus Rüdinghausen im Kreise Dortmund, woselbst er in den Friedenszeiten bisher als Bergmann in Kohlenwerken gearbeitet hatte, zur otiatrischen Untersuchung und Behandlung vor und gab auf Befragen Folgendes an:

In früheren Zeiten nie ohrenkrank und sonst auch niemals bedenklich erkrankt gewesen, stand Patient am 28. Juni d. J. im Gefecht bei Münchengrätz als Flügelmann im dritten Gliede, als ein grobes Geschoss dem Flügelmann im ersten Gliede durch die Brust ging, dann dem Vordermann des Patienten im zweiten Gliede ein Bein wegriss, hierauf unter dem linken Fuss des Patienten in den sandigen Fussboden schlug und daselbst ein Loch wühlte, in welches Patient hineinfiel und von da an bewusstlos wurde. Am nächsten Morgen kam Patient im Hospital zu Münchengrätz wieder zu sich, fühlte heftige klopfende Schmerzen im ganzen Kopfe und war schwindelig, sodass er bei einem Versuche aufzustehen und zu gehen, sich um sich selbst drehend zusammenstürzte. Wieder zu Bett gebracht, bemerkte Patient nach einiger Zeit, dass er seine auf ihn sprechenden Kameraden nicht mehr hörte, obschon er deutlich deren Lippen sich bewegen sah. Dem Hintermann des Patienten soll durch dasselbe Geschoss noch ein Bein weggerissen worden sein.

Eine Blutung aus den Ohren soll nicht stattgefunden haben.

Bis zum 30. Juni verblieb Patient im Hospital zu Münchengrätz, wurde dann am 1. Juli nach Reichenberg gebracht und daselbst bis zum 4. Juli verpflegt.

Am 5. Juli kam Patient in Leipzig an und wurde in das unter der Leitung des hiesigen academischen Docenten Dr. med. Kühn stehende internationale Lazareth im Militairhospital gebracht. Am

8. Juli wurden wegen des vorhandenen Schwindels und der andauernden Schwerhörigkeit, sowie wegen der Schmerzen im Kopfe hinter jedes Ohr 4 Blutegel applicirt, wodurch sich der Schwindel und der Kopfschmerz etwas verminderten.

In Privatpflege übergegangen, wurde Patient auf Veranlassung des Dr. Kühn uns zur Behandlung am obengenannten Tage zugewiesen.

Der Status präsens am 12. Juli war folgender:

Der Schwindel bestand immer noch und sollte namentlich bei trübem Wetter, welches den ganzen Juli fast beständig anhielt, stärker sein, als an heiteren, sonnigen Tagen. Puls 80 Schläge in der Minute. Respiration ruhig, regelmässig, Temperatur nicht erhöht. Figur schlank, kräftig. Aussehen dem Alter entsprechend. Die Organe der Brust- und Bauchhöhle normal.

Am ganzen Körper und namentlich am Kopfe, an den Ohrmuscheln und in der Umgebung der Ohren war eine Verletzung oder Spuren einer solchen nicht wahrzunehmen.

Bei der mit reflectirtem Lichte nach der jetzt allgemein gebräuchlichen Methode vorgenommenen Untersuchung der Ohren ergab sich Folgendes:

Rechtes Ohr: Der äussere Gehörgang normal, aber ohne jedes Ohrenschmalz. Der Proc. brevis und das Manubrium sind deutlich sichtbar. Die hinteren Quadranten sind dunkelbläulichroth gefärbt und undurchscheinend, so dass vom langen Ambosschenkel nichts zu sehen ist. Im vorderen oberen Quadranten sieht man ein Blutcoagulum, welches jedoch denselben nicht ganz erfüllt, sodass fast rings um dasselbe herum noch ein schmaler Saum vom Trommelfell sichtbar ist, gegen welchen das Blutcoagulum zurücktritt, sodass es also tiefer als seine Umgebung zu liegen scheint. Der vordere untere Quadrant und der dem unteren Ende des Manubriums angrenzende Theil des vorderen oberen Quadranten sind perforirt und reicht hier das Blutcoagulum im vorderen oberen Quadranten bis an den Rand der Perforation. Die Perforation ist eine dreieckige; die Spitze derselben erstreckt sich bis vor das untere Ende des Manubriums in die Höhe; die beiden anderen Winkel befinden sich im vorderen unteren Quadranten nahe der Peripherie. Die Ränder der Perforationsöffnung sind deutlich sichtbar nach Innen umgebogen; die Perforation selbst ist mit etwas gelblichem Eiter fast ganz angefüllt. Der Lichtkegel fehlt selbstverständlich.

Zwischen dem unteren Rande des ebenfalls fast dreieckig gestalteten und tiefer als seine Umgebung zu liegen scheinenden Blutcoagulums und dem oberen, schief von oberhalb des Endes des Manubriums nach der vorderen unteren Peripherie verlaufenden Rand der fast gleichseitig dreieckigen Perforation zieht sich ein ohngefähr 1 Linie hoher, nach der vorderen Peripherie an Höhe zunehmender, annähernd normaler Trommelfellrest bis zur vorderen Peripherie.

Das Hörvermögen ist für eine c. 20 Fuss hörbare Schlaguhr, sowie für die selbst sehr erhobene Sprache in nächster Nähe gleich Null.

Die tönende Stimmgabel wird rechts gar nicht gehört, ebenso wenig jene Schlaguhr, mag man dieselben an den Scheitel, die Stirn, den Proc. mastoideus dexter oder die oberen Schneidezähne ansetzen.

Bei Anwendung des dreiarmigen Schlauches und Application der tönenden Stimmgabel an den Scheitel hört man, wenn man den zum linken Ohr führenden Arm comprimirt, ein ganz schwaches Tönen der Stimmgabel, ein etwas stärkeres, aber immer noch sehr schwaches Tönen beim Ansatz der Stimmgabel an den rechten Zitzenfortsatz und Compression des zum linken Ohre führenden Schlaucharmes.

Beim Politzer'schen Verfahren pfeift die Luft durch das rechte Ohr.

Da nach Angabe des Patienten das schon einmal versuchte Ausspritzen des rechten Ohres dem Patienten das Gefühl hervorruft, als wenn man ihm mit einem scharfen Messer in's Ohr hineinstiesse, so wurde ihm nur täglich mehrmals zu wiederholendes Anfüllen des rechten Ohres mit warmem Wasser verordnet.

Linkes Ohr. 12. Juli. Der grössere Theil des linken äusseren Gehörganges ist mit einem kohlschwarzen, ziemlich glänzenden Pfropf ausgefüllt.

Die Hörweite für die oben bezeichnete Schlaguhr beträgt 9 Zolle, für die erhobene Sprache 6 Zolle. Die tönende Stimmgabel wird vor dem linken Ohre entweder gar nicht oder nur ganz schwach gehört.

Von den Kopfknochen aus wird die tönende Stimmgabel nur links gehört, der Ansatzpunkt mag sein, welcher er will, aber schwächer, sobald die Ansatzstelle rechts von der Medianlinie fällt.

Bei Anwendung des dreiarmigen Schlauches und Aufsetzen der tönenden Stimmgabel auf den Scheitel hört man dieselbe schwach, dagegen bei gleichzeitig comprimirtem rechten Arme wesentlich verstärkt.

Zur Entfernung des ziemlich festsitzend erscheinenden Ohrpfropfes wurde eine schwache Lösung von Natron bicarbonicum in Glycerin und Wasser verordnet.

Wir reihen hier sofort die Ergebnisse der fortgesetzten Beobachtung und Behandlung des linken Ohres in Kürze an, um uns dann erst wieder der weiteren Krankengeschichte des uns weit mehr interessirenden rechten Ohres zuzuwenden.

Nachdem durch täglich mehrmals wiederholtes Anfüllen des linken äusseren Gehörganges mit der oben bezeichneten Natronlösung am 12., 13. und 14. Juli der Pfropf genügend erweicht worden war, wurde am letztgenannten Tage durch mehrmaliges kräftiges Einspritzen warmen Wassers ein kohlschwarzer, sich zertheilender Pfropf entfernt, welcher unter der Loupe deutlich Theilchen von Steinkohle erkennen liess; ausserdem enthielt das Entfernte Ohrenschmalz und abgestorbene Epidermisschichten.

Nach Entfernung des Ohrpfropfes sah man den Proc. brevis vorstehend, das Manubrium verkürzt, das Trommelfell in den unteren Quadranten ziemlich bedeutend concav, keinen Lichtkegel. Die Hammergfässe waren injicirt (wahrscheinlich in Folge der öfteren Einspritzungen), die Epidermis sehr aufgelockert. Die Farbe des Trommelfelles war mattgrau. Die bei noch vorhandenem Ohrpfropfe 9 Zolle für die Schlaguhr betragende Hörweite hob sich nach der Entfernung des obturirenden Pfropfes sofort auf 1⁰ 4″ und von 6″ für die erhobene Sprache auf 14″. Die linke Tuba zeigte sich beim Catheterismus durchgängig.

Am 17. Juli sah man im hinteren oberen Quadranten zwischen dem Manubrium und der hinteren Peripherie einen dichten gelblichweissen halbmondförmigen Streifen (Kalkeinlagerung?). Auf dem Ende des Manubriums sass ein kleines braunrothes Extravasat von $^1/_2$ Mm. Durchmesser, umgeben von injicirten Gefässen.

Die Hörweite für die Schlaguhr hatte sich bis auf 2⁰ 14″ gehoben und stieg nach dem Politzer'schen Verfahren sofort auf 3⁰ 11″.

Bis zum 30. Juli hob sie sich allmählig bis auf 4⁰ für die Schlaguhr und auf 1⁰ für die Sprache.

2. August. Proc. brevis und Manubrium wie früher; die vorderen Quadranten und der hintere untere Quadrant sehr eingesunken. Lichtkegel matt, etwas radiär gestreift, an der Vereinigung der unteren Quadranten sichtbar. Im hinteren oberen Quadranten der gelblichweisse halbmondförmige Streifen unverändert. Von dem Ende des Manubriums bis zur hinteren unteren Peripherie verläuft ein weisslicher Streifen, von sich ablösender Epidermis herrührend; die hinteren Quadranten sind grau getrübt, undurchscheinend; der lange Ambosschenkel ist nicht sichtbar.

4. August. Trotz fortgesetzten Catheterismus, abwechselnd mit dem Politzer'schen Verfahren änderte sich im Aussehen des Trommelfelles Nichts und die Hörweite hob sich weder für die Schlaguhr noch für die Sprache weiter. Die tönende Stimmgabel wird vor dem Ohre nur schwach gehört.

Verlauf der rechtseitigen Affection.

13. Juli. Vom Proc. brevis und dem Manubrium war Nichts mehr deutlich zu sehen. Das Blutcoagulum hatte sich von seiner Unterlage zum Theil gelöst. Die Perforationsstelle war von dem Eiter befreit und man konnte durch die Oeffnung im Trommelfelle viel tiefer als sonst bei Trommelfellperforationen in die Paukenhöhle hineinsehen. Man erblickte sehr tief nach Innen einen hellleuchtenden, glänzenden, nichtpulsirenden Punct. Nach gelind ausgeführtem Ausspritzen, welches gleichwohl noch schmerzhaft war, sah der hintere untere Quadrant perlmutterartig aus; der hintere obere Quadrant erschien gegen den hinteren unteren etwas vertieft, und der Proc. brevis war mehr nach Vorn als nach Aussen gerichtet, ebenso die äussere Fläche des Hammerhandgriffes, gleich als ob der Hammer eine Viertelwendung um seine Längsachse nach Vorn gemacht hätte. — Schwindel und Eingenommenheit des Kopfes waren noch vorhanden. — Beim Politzer'schen Verfah-

ren, welches dem Patienten wie bei der ersten Anwendung desselben am 12. Juli schmerzhaft ist, zischt die Luft durch das Ohr; das Lichtpünktchen in der Tiefe ist danach nicht verändert. — Verordnung: Täglich mehrmals zu wiederholendes Anfüllen des äusseren Gehörganges mit warmem Wasser.

14. Juli. Nach Ausspritzen des äusseren Gehörganges, welches, sanft ausgeführt, nicht mehr schmerzhaft ist, und wodurch kleine Sandkörnchen und Blutklümpchen entfernt wurden, ist das Blutcoagulum im vorderen oberen Quadranten verschwunden. Die Stelle des Trommelfelles, auf welcher das Blutcoagulum aufgelagert gewesen war, erscheint vertieft, gelblichweiss. Die Perforationsränder sind nicht mehr oder minder deutlich nach Innen umgebogen und die Perforation selbst ist wesentlich verkleinert. Der sie nach vorn oben begrenzende Trommelfellstrang geht unmittelbar in den ehemals von dem Blutcoagulum bedeckten Theil des Trommelfelles über und hat offenbar an dieser Stelle eine Continuitätstrennung nicht stattgefunden. Das Einspritzen von Wasser in den äusseren Gehörgang erregt dem Patienten das Gefühl, als ob dasselbe in die rechte Nasenhälfte eindringe, aus welcher aber, wie dies sonst bei Trommelfellperforation nicht selten zu geschehen pflegt, kein Wasser ausläuft.

16. Juli. Die Perforation hat sich noch mehr verkleinert und bis auf ein Mm. geschlossen und zwar so, dass die Verheilung von oben nach unten und vorn erfolgte. In der Tiefe des Ohres aber haben sich sehr heftige, von dem Patienten als pochend-bohrend-stechend bezeichnete Schmerzen eingestellt. Es wurden 6 Blutegel hinter das Ohr verordnet, mit der Weisung, die Stiche $1^1/_2$ bis 2 Stunden lang nachbluten zu lassen, sowie Anfüllen des Ohres mit warmem Wasser.

17. Juli. Die Schmerzen in der Tiefe des Ohres haben trotz der Blutentziehung durch Blutegel, obgleich dieselben über 4 Stunden nachgeblutet hatten, nicht nachgelassen. Die Grösse der Perforation ist dieselbe geblieben. In derselben sieht man ein kleines helles, reflectirendes, pulsirendes Lichtpünktchen, welches nach Anwendung des Politzer'schen Verfahrens verschwunden ist und sich erst nach einiger Zeit wieder zeigt. Von Eiter ist im äusseren Gehörgang und am Trommelfell sehr wenig zu sehen.

In der Nacht vom 16. zum 17. Juli aber hat sich ein weiteres wichtiges Symptom gezeigt. In genannter Nacht nämlich ist nach Angabe des Patienten viel helle, wasserklare Flüssigkeit ausgelaufen. Die Menge derselben konnte Patient nicht angeben. Bei der Untersuchung gegen Mittag des 17. Juli war die seröse Absonderung äusserst gering und konnte nicht aufgefangen werden.

Wegen der andauernden Schmerzen und gleichzeitig vorhandener Eingenommenheit des Kopfes nebst Stuhlverhaltung wurden Elect. lenitivum und ein Fussbad verordnet.

18. Juli. Die Schmerzen in der Tiefe des Ohres geringer. Der salzig schmeckende seröse Ausfluss dauert in sehr mässigem Grade an, so dass von einem Auffangen desselben in einem Gefäss keine Rede sein konnte. Auf den hinteren Quadranten sieht man eine schwache Eiterauflagerung, eine ebensolche im vorderen unteren Quadranten, und an der Stelle der Perforation einen kleinen pulsirenden Lichtreflex. Durch Ausspritzen lassen sich die Eiterauflagerungen entfernen.

19. Juli. Patient klagt über seltene flüchtige Stiche, vom rechten nach dem linken Ohre durchgehend. Im ganzen rechten Schläfenbein Schmerzen, die durch starken Druck nicht wesentlich gesteigert werden. Die ganze rechte Gesichts- und Halshälfte sind wie taub und gegen Stecknadelstiche weniger empfindlich, als die betr. linke Seite. In der Perforation seröse Flüssigkeit.

Patient hat auf Verlangen die innerhalb 12 Stunden aus dem Ohre absickernde seröse Flüssigkeit durch reine weisse Charpie aufgefangen und in ein Fläschchen ausgedrückt. Die Menge der beim Liegen auf der rechten Seite reichlicher als im Stehen, aber immer noch sehr sparsam abfliessende und auf die angegebene Weise gesammelte Flüssigkeit betrug ohngefähr $1^1/_2$ Drachmen; sie war ganz schwach gelblich gefärbt, fast ganz durchsichtig, schmeckte stark salzig und bestand nach einer vom Herrn Apotheker John hier auf unser Ersuchen veranstalteten Analyse aus $0,_{139}$ Chlornatrium und $1,_{100}$ Albumin.

20. Juli. Seit gestern Nachmittag ein circa eine Stunde anhaltendes, dann eben so lange aussetzendes zuckendes Gefühl im Ohre, welches mehrmals wiederkehrte. Die Schmerzen im Schläfenbein und in der Tiefe des Ohres sind dieselben. Das Trommel-

fell ist zum grössten Theil mit einer dünnen Eiterschicht bedeckt; nur der vordere untere Quadrant erscheint geröthet und ist ohne Eiterbeleg; ganz nahe der Peripherie sieht man einen kleinen pulsirenden Lichtreflex. Nachdem der Eiterbeleg durch Ausspritzen entfernt worden ist, erscheinen die hinteren Quadranten und der vordere obere ebenfalls ziemlich bedeutend geröthet. Der seröse Ausfluss dauert in geringerem Grade fort, denn die innerhalb 12 Stunden auf die oben angegebene Weise gesammelte Menge der Flüssigkeit betrug nur 73 Gran. — Verordnung: Einreibung von Ungt. Hydrarg. ciner., Ungt. Althaeae ana ℥jβ. c. Extr. Hyoscyami gr. XV., mehrm. täglich in die Umgebung des Ohres einzureiben.

21. Juli. Das vom Patienten anfangs als zuckend bezeichnete Gefühl im Ohre ist jedenfalls mit dem Puls isochronisch und daher wohl mehr ein Klopfen als ein Zucken. Es setzt manchmal eine Stunde lang aus, um dann schnell hintereinander sich öfter zu wiederholen. Die Schmerzen im Schläfenbein und in der Tiefe des Ohres sind verringert. Die hinteren Quadranten sind nicht mehr so intensiv geröthet, wie gestern. Durch die Perforation tritt beim Experim. Valsalvae ein kleines Tröpfchen dünnflüssigen Eiters. Der seröse Abfluss hat sich noch mehr vermindert und beträgt die Menge desselben innerhalb 12 Stunden circa 40 Gran.

22. Juli. Status idem.

23. Juli. Der Schmerz im Schläfenbein, namentlich beim Gehen, wieder etwas lebhafter. — Schwindel. — Senffussbad.

24. Juli. Schmerz im Schläfenbein und Schwindel sind geringer gewesen; im Uebrigen Status idem, nur ist der Tragus, ohne geröthet oder geschwellt zu sein, beim Berühren mässig schmerzhaft. Eiterige Absonderung und seröser Ausfluss äusserst gering. — Nochmals ein Senffussbad.

25. Juli. Seit Abends 7 Uhr des 24. Juli hat die Absonderung der serösen Flüssigkeit ganz aufgehört. Die Schmerzen im Schläfenbein sind verschwunden, die flüchtigen Stiche durch den Kopf vom rechten nach dem linken Ohre aber noch vorhanden. Der Tragus noch schmerzhaft. Das Zucken resp. Klopfen selten und nicht mehr so lebhaft. Der pulsirende Lichtreflex fehlt; es zischt aber beim Politzer'schen Verfahren noch Luft durch das Ohr. — Verordnung: Einträufelungen einer Lösung von Zinc.

sulfur. gr. jj, Aq. destill. ℥j, Glycerini puri ʒjj, Tinct. thebaic. ʒβ.

26. Juli. Die ganze vergangene Nacht hindurch drückender Schmerz im Schläfenbein, durch Druck nicht vermehrt. Der Tragus ist minder schmerzhaft. Das zuckende resp. klopfende Gefühl ist noch seltener aufgetreten, aber die flüchtigen Stiche durch den Kopf sind noch eben so häufig und heftig wie bisher. Am Vormittag Schwindel. Die Röthung des Trommelfelles ist mässig, die Eiterabsonderung äusserst gering. Sonst Status idem.

27. Juli. Schlaflose Nacht wegen Schmerzen in der Tiefe des Ohres; sonst Status idem. — $^1/_6$ Gran Morph. acetici.

28. Juli. In der Nacht etwas Schlaf, aber durch die durchschiessenden Schmerzen gestört. Schläfenkopfschmerz noch vorhanden; sonst Status idem.

30. Juli. Am 29. Juli Abends ziemlich heftiger Schläfenkopfschmerz, doch nach Morphium Schlaf. Das Stechen in der Tiefe des Ohres dasselbe. Die eiterige Absonderung im Ohre fast Null. Die Röthe des Trommelfelles noch geringer.

31. Juli. Noch immer Schläfenkopfschmerz; auch mässiger Schwindel. Die Perforation ist nicht mehr zu sehen; sie muss sehr klein sein. Ganz feines Pfeifen beim Politzer'schen Verfahren. — Verordnung: 6 Blutegel hinter das Ohr und Morphium.

1. August. Trotz der Blutegel und Morphium kein Schlaf. Schläfenkopfschmerz derselbe. Stiche in der Tiefe des Ohres und Schwindel seit gestern nicht aufgetreten.

2. August. Gestern Abend einmal ein flüchtiger Stich in der Tiefe des Ohres. Schlaf in der Nacht gut. Mässiger Schwindel gegen Mittag. Der Schmerz im Schläfenbein, wenn auch mässiger, noch immer vorhanden. Druck im ganzen Kopfe.

3. August. Status idem.

4. August. Mittags Schwindel und mässiger Schmerz im Schläfenbein; der übrige Kopf nicht schmerzhaft. Schlaf gut, ohne Morphium. — Proc. brevis und Manubrium sind nicht zu sehen. Die Perforation ist nicht wahrzunehmen; desgleichen fehlt der pulsirende Lichtreflex, beim Politzer'schen Verfahren aber zischt immer noch die Luft fein durch; gleichzeitig wölbt sich das Trommelfell in den hinteren und mittleren Theilen nach Aussen

vor. Dasselbe ist gelbröthlich gefärbt, undurchscheinend, verdickt. Eiterung ist nicht vorhanden. Nach Anwendung des Politzer'schen Verfahrens ist ein peripherischer Theil des vorderen unteren Quadranten radiär gestreift, dann folgt nach oben eine dichtere Stelle, und dann sieht man an der Peripherie im vorderen oberen Quadranten wiederum eine, aber minder deutlich radiär gestreifte Stelle.

Weder die Schlaguhr, noch die laute Sprache wird vom Patienten gehört, ebenso wenig die auf den Scheitel oder an den rechten Proc. mastoideus angesetzte tönende Stimmgabel.

Bei Anwendung des dreiarmigen Schlauches hört man die tönende Stimmgabel vom Scheitel aus nicht mehr oder nur äusserst schwach, wenn der linke Arm comprimirt wird.

Die tönende Stimmgabel wird vor dem Ohre gar nicht gehört.

Patient wurde leider durch Ueberführung nach Magdeburg der ferneren Beobachtung entzogen, so dass wir über das fernere Schicksal desselben ohne Kenntniss geblieben sind, doch glauben wir, dass Genesung bis auf zurückbleibende Taubheit rechter- und Schwerhörigkeit linkerseits nunmehr eingetreten sein wird.

Wir knüpfen an den eben mitgetheilten Fall, soweit er uns zur Beobachtung gelangte, folgende Bemerkungen.

Die vorgefundene Unversehrtheit der äusseren Fläche des Körpers und namentlich des Kopfes des Patienten steht in vollem Einklange mit den auf Befragen erlangten Mittheilungen; Patient war direct von dem groben Geschosse nicht getroffen worden und konnte dasselbe direct die Perforation des rechten Trommelfelles etc. nicht bewirkt haben. Die Zerreissung der obengenannten Membran könnte mithin durch das Hineinfallen des Patienten in das von dem Geschoss gewühlte Loch bewirkt worden sein, namentlich wenn man annimmt, das Patient auf die rechte Kopfhälfte aufgefallen sei, worüber er allerdings bestimmte Angaben zu machen ausser Stande ist, was aber aus einem anderen Grunde höchst wahrscheinlich ist; es sprechen nämlich dafür die aus dem rechten Ohre entfernten kleinen Sandkörnchen. Wäre der Fall auf die linke Seite erfolgt, so hätte vielleicht auch eine Zerreissung des rechten Trommelfelles erfolgen können, wenn der Fall ein heftiger, aus bedeutender Höhe und auf festen Boden erfolgt gewesen wäre; allein kaum ist es bei der sandigen Beschaffenheit des betreffenden Bodens denkbar, dass der Fall auf denselben ein so heftig erschütternder gewesen sei, dass dadurch jene Zerreissung auf der entgegengesetzten Seite bewirkt worden sein konnte; auch wäre dann das Auffinden von kleinen Sandstückchen im rechten Ohre kaum erklärlich, man wollte denn annehmen, dass beim Liegen des Patienten auf der linken Kopfhälfte und gerade nach oben gerichteter Lagerung des Einganges des rechten Ohres etwa Sandtheilchen durch das Geschoss aufgewühlt und in die Höhe geschleudert in das Ohr gefallen wären. Wie ist nun aber die Entstehung der Trommelfelldurchlöcherung etc. zu erklären? Am wahrscheinlichsten will uns folgende Erklärung scheinen: Patient fiel auf die rechte Seite und Sandtheilchen, von dem Geschoss aus dem Sandboden aufgewühlt und umhergeworfen, wurden während des Fallens, als der Kopf des Patienten dem Erdboden schon sehr nahe gekommen war, in das rechte Ohr geschleudert, sodass sie an das rechte Trommelfell gelangten, einen Theil desselben zerstörten und zum Theil in die gegenüberliegende Labyrinthwand der Paukenhöhle drangen.

Eine Blutung soll nach Angabe des Patienten nicht stattgehabt haben; jedenfalls war sie nur eine äusserst geringe; eine solche musste aber erfolgt sein, darauf weist deutlich das im vorderen oberen Quadranten gefundene Blutcoagulum hin. Dass bei traumatischen Verletzungen des Trommelfelles, selbst nicht unbedeutenden Grades, die Blutung eine äusserst unbedeutende sein kann, habe ich erst jüngst zu beobachten Gelegenkeit gehabt. Ein kräftiger Buchbindergeselle hatte einen Faustschlag auf das rechte Ohr erhalten und hierauf etwas Schmerz im betreffenden Ohre verspürt; gleichzeitig bemerkte er, dass er, dessen linkes Ohr schon lange Zeit eiterte, rechts schwer hörte. Bei der sofort angestellten Ocularinspektion ergab sich, dass der dem Lichtkegel entsprechende Theil des rechten Trommelfelles sich bis auf die der unteren Peripherie entsprechende Partie ganz von seiner Umgebung abgelöst hatte und nur noch an der unteren Peripherie im Zusammenhang stand; der also vom Ende des Manubriums und gleichzeitig an der vorderen und hinteren Seite des Lichtkegels abgetrennte Trommelfelltheil war nach Innen eingeschlagen und ruhte auf dem Boden der Paukenhöhle. Nur die Ränder der Perforation erschienen blutig gesäumt; eine eigentliche Blutung fand nicht statt und hatte nicht stattgefunden.

Ausser der bisher erwähnten theilweisen Zerstörung des Trommelfelles war noch eine weitere der Labyrinthwand jedenfalls durch die eingedrungenen Sandstückchen bewirkt worden. Darauf weist zunächst die grosse Entfernung des bei der am 12. Juli vorgenommenen Untersuchung vorgefundenen Lichtreflexes, der Oeffnung im Trommelfell gegenüber, von den Rändern des noch vorhandenen Trommelfelles hin; sie war viel bedeutender als bei nichttraumatischen Zerstörungen dieser Membran. Ferner sprechen für eine Verletzung der Labyrinthwand und der hinter dieser gelegenen Theile die absolute Taubheit, sowie die Schmerzen in der Tiefe des rechten Ohres und endlich der in der Nacht vom 16. zum 17. Juli eingetretene seröse Ausfluss aus dem rechten Ohre, welcher bis zum Abend des 24. Juli anhielt. War schon vor dem Erscheinen dieses Fluidums aus den anderen bereits angeführten Gründen eine Verletzung der Labyrinthwand anzunehmen gewesen, so musste nunmehr jeder Zweifel daran schwinden.

Es entsteht nun die Frage, welche Quelle dieser seröse Ausfluss gehabt habe, ob es Cerebrospinalflüssigkeit oder Labyrinthflüssigkeit gewesen sei.

Obgleich wir uns der anfangs ausgesprochenen und jetzt allgemein angenommenen Ansicht im Allgemeinen anschliessen, dass ein solcher seröser Ausfluss aus dem äusseren Ohre Cerebrospinalflüssigkeit und mithin eine Fractur der Schädelbasis vorhanden sei, so will uns doch, wenn wir uns der oben mitgetheilten Fälle erinnern, in welchen trotz des früher vorhanden gewesenen serösen Ausflusses eine Fractur der Schädelbasis nicht hatte aufgefunden werden können, sondern, wie in dem Falle von Fedi, sich nur eine Communication der Paukenhöhle mit dem Labyrinth durch das geöffnete ovale Fenster später nachweisen liess, eine Anreihung des von uns beobachteten Falles an jene oben erwähnten wahrscheinlicher und gerechtfertigter erscheinen.

Hervorzuheben sind zunächst das fast gänzliche Fehlen der

initialen Blutung und das späte Erscheinen des serösen Ausflusses nach stattgehabter traumatischer Einwirkung.

In den allermeisten Fällen von Fractur der Schädelbasis nach Kopfverletzungen war entweder die Blutung aus dem äusseren Ohre eine nicht unbedeutende und einige Zeit anhaltende gewesen und dann erst der seröse Ausfluss erschienen. In solchen Fällen war der Ausfluss sicher Cerebrospinalflüssigkeit und eine Fractur des Felsenbeines mit Verletzung des inneren Gehörganges und seiner membranösen Auskleidung vorhanden. Oder der seröse Ausfluss erschien, ohne dass eine bedeutende Blutung vorherging, gleich nach der Verletzung reichlich und von entschieden wässriger Beschaffenheit; dann liess sich ebenfalls auf die in Rede stehende Fractur schliessen. Beides aber hatte in dem von uns beobachteten Falle nicht stattgehabt.

Erst am 19. Tage nach erlittenem Unfall zeigte sich der seröse Ausfluss. In allen übrigen bekannten Fällen war der Ausfluss meist viel zeitiger erschienen. Ferner war die Menge der serösen Flüssigkeit in unserem Falle im Vergleich zu den von anderen Beobachtern angegebenen Mengen eine sehr geringe; sie betrug höchstens im Ganzen circa drei Drachmen. Durch gewisse Anstrengungen wie z. B. Husten, Schnäuzen etc. wurde der Ausfluss nicht vermehrt. Der Ausfluss bestand im Ganzen fast volle 8 Tage. Diese Dauer ist keine ungewöhnlich lange; denn andere Beobachter sahen den serösen Ausfluss ebenfalls 6 bis 7 Tage hindurch bestehen. Am wichtigsten sind die Resultate der mit jenem gesammelten serösen Fluidum angestellten chemischen Analyse. Der bedeutende Eiweissgehalt ($1,_{100}$ Albumin) und der geringe Kochsalzgehalt ($0,_{139}$ Chlornatrium) des von uns beobachteten serösen Ausflusses unterscheiden denselben deutlich von der Cerebrospinalflüssigkeit, und müssen wir uns schon deshalb, abgesehen von mehreren anderen Gründen, in dem vorliegenden Falle gegen die Annahme, dass der seröse Ausfluss aus dem Subarachnoidealraume des Gehirns gestammt, und vielmehr, wie dies Fedi in seinem oben ausführlich mitgetheilten Falle gethan hat, zu Gunsten der sonst aufgegebenen Marjolin-Robert'schen Erklärung, dass der seröse Ausfluss aus Labyrinthflüssigkeit bestanden habe, aussprechen; gleichwohl verhehlen wir uns nicht, dass nur durch eine genaue anatomische Untersuchung, die bisher wegen des Ausganges in Genesung nicht angestellt werden konnte, der vollständige Beweis für unsere Ansicht hätte beigebracht werden können.

Nach den bisherigen Erörterungen können wir nur eine Wahrscheinlichkeitsdiagnose stellen und nehmen an, dass ausser der mechanischen Verletzung des Trommelfelles auch eine solche der Labyrinthwand und des Labyrinthes, mindestens eines Theiles desselben, stattgefunden habe. Im weiteren Sinne des Wortes war also auch eine Fractur eines Theiles eines Knochens der Schädelbasis vorhanden, wohl aber keine penetrirende des ganzen Felsenbeines bis hinein in den Meatus auditorius internus mit gleichzeitiger Continuitätstrennung der Dura mater oder Arachnoidea.

Im Allgemeinen möchten wir die Behauptung aufstellen, welcher auch Prescott Hewett beistimmt, dass in den Fällen, in welchen die Blutung weder bedeutend, noch andauernd ist und der seröse Ausfluss aus dem äusseren Ohre bald früher, bald später, bald reichlich, bald sparsam erfolgt, die Diagnose zweifelhaft bleibt; unterscheidet sich aber ausserdem der seröse Ausfluss noch in seiner chemischen Constitution wesentlich von der Cerebrospinalflüssigkeit, dann fehlt jedenfalls die Fractur des Felsenbeines. Zur Unterstützung dieser Ansicht beziehen wir uns namentlich auf den von Prescott Hewett beobachteten und von uns oben in Kürze mitgetheilten Fall. Wie Prescott Hewett annimmt, kann in derartigen Fällen ein seröser Ausfluss aus dem äusseren Ohre auch seitens der Schleimhaut der Paukenhöhle ohne Fractur des Felsenbeines geliefert werden; ein Analogon finden wir in dem periodischen Auftreten einer massenhaften wässerigen Secretion der Nasenschleimhaut ohne irgend welche vorausgegangene Verletzung des Schädels.

Die Behauptung, dass bei vorhandenem serösen Ausflusse aus dem äusseren Ohre nach Kopfverletzungen immer auf eine Fractur der Schädelbasis zu schliessen sei, dürfte mithin wegen der oben mitgetheilten Thatsachen an ihrer allgemeinen Gültigkeit verlieren.

Hinsichtlich der Art und Weise der Verheilung der Trommelfellzerstörung haben wir in Folge der täglich wiederholten genauen Beobachtung noch Folgendes mitzutheilen. Die anfangs nach Innen umgeschlagenen Ränder der Perforation wurden unzweifelhaft in Folge der Anwendung des Politzer'schen Verfahrens mehr und mehr ihrer normalen Lage genähert; somit konnte auch da, wie dies auch wirklich der Fall war, die Verwachsung derselben an der oberen Spitze in der Nähe des Endes des Manubriums zuerst erfolgen und die Heilung von da ab allmählig immer weiter nach der unteren Peripherie hin fortschreiten. wenngleich die völlige Verschliessung der Trommelfellöffnung nicht zur Beobachtung kam.

Was die oben (p. 19) erwähnte Lageveränderung des Proc. brevis und des Manubriums anlangt, so dürfte unzweifelhaft auf eine Zerstörung der Verbindung zwischen Hammer und Ambos, sowie auf eine Loslösung der Sehne des Musc. tensor tympani von ihrer Anheftungsstelle zu schliessen sein. Wie wäre es sonst möglich gewesen, dass der kurze Fortsatz und der Hammerhandgriff eine Viertelwendung um die Längsachse des Hammers nach Vorn gemacht hatten? Bei nicht erfolgter Ablösung der Sehne des Trommelfellspanners am Hammerhalse, aber gleichwohl vorhandener Trennung des Hammer-Ambosgelenkes, würden die betreffenden Hammertheile einfach nach Innen gezogen worden sein; dies war aber doch nicht der Fall. Man könnte ferner daran denken, dass der Hammer in seinem Halstheile fracturirt gewesen wäre und dann die dem Trommelfell inserirten Theile des Gehörknöchelchens die Viertelwendung nach Vorn gemacht hätten: allein hiergegen spricht der am 12. Juli aufgenommene Befund. Endlich wäre es möglich, dass Hammer und Ambos zusammen dislocirt worden wären, ohne dass eine Trennung des Hammer-Ambosgelenkes stattgehabt habe; dann hätte aber der Ambos mehr nach Aussen gerückt und der lange Ambosschenkel an den hinteren oberen Quadranten des Trommelfelles gedrückt worden sein müssen. Dagegen spricht aber, dass der hintere obere Trommelfellquadrant an dem Tage, wo jene eigenthümliche Stellung des Proc. brevis und des Manubriums beobachtet wurden, gerade gegen den entsprechenden unteren Quadranten etwas vertieft erschien. Die oben ausgesprochene Ansicht ist mithin diejenige, welche den höchsten Grad von Wahrscheinlichkeit für sich hat. — Die beobachtete Lageveränderung dürfte jedenfalls als eine Folge des wenn auch in mässigem Grade vorhandenen Eiterungsprocesses zu betrachten sein, obschon damit nicht in Abrede gestellt werden soll, dass gleich beim Beginn der Affection eine unvollständige Zerreissung der betreffenden Gebilde erfolgt gewesen war. Gegen eine schon anfangs bewirkte vollständige Trennung der betreffenden Theile spricht der Befund bei der Aufnahme des Status präsens.

In prognostischer Beziehung hat ein betr. seröser Ausfluss aus dem äusseren Ohre, namentlich wenn dessen chemische Analyse keine Uebereinstimmung oder keine grosse Aehnlichkeit mit der Cerebrospinalflüssigkeit ergiebt, im Allgemeinen nicht die übele Bedeutung, welche man ihm sonst beigelegt hat, da ja selbst in mehreren Fällen, wo wirklich Cerebrospinalflüssigkeit ausfloss und mithin offenbar eine Fractur der Schädelbasis vorhanden war, Heilung erfolgte. Sogar für das Hörvermögen selbst resultirt aus dem vorhandenen serösen Ausfluss aus dem äusseren Ohre nicht immer eine schlechte Prognose, da in mehreren beobachteten Fällen das Hörvermögen auf dem verletzten Ohre fortbestand.

In dem von uns beobachteten Falle war vom Anfang an absolute Taubheit des rechten Ohres vorhanden und besserte sich diese im Verlaufe der Beobachtung in keiner Weise, wahrscheinlich weil die Endausbreitungen des Hörnerven im Labyrinth, jedenfalls im Vorhofe, zerstört worden waren.

Der Nervus trigeminus war in einzelnen seiner Aestchen durch die Verletzungen, welche die Labyrinthwand getroffen hatten, unzweifelhaft alterirt worden, worauf ja zur Genüge das taube Gefühl in der rechten Gesichtshälfte hindeutet; eine Zerreissung des Nervus facialis aber war sicher nicht vorhanden, denn wirkliche Lähmungserscheinungen im Gebiete des Gesichtsnerven fehlten vollständig. Hieraus folgt, dass, so wichtige Theile auch zerstört worden waren, der Umfang der Zerstörung jedenfalls ein beschränkter war. Nur dann, wenn die in der Tiefe des Ohres durch die Verletzung bewirkte Entzündung durch den inneren Gehörgang auf die Umhüllungen des Gehirnes oder durch den Acusticus auf das Gehirn selbst fortgeschritten wäre, hätte sich die Prognose in jeder Beziehung getrübt.

Die Frage, ob der von uns beobachtete Patient ferner dienstfähig sei oder nicht, lag allerdings nahe, uns aber nicht direct zur Beantwortung vor; weshalb wir dieselbe ausführlich zu erörtern uns nach den bisherigen genauen Mittheilungen über den Verlauf der Affection nicht genöthigt erachten. Wer einen solchen Fall genau und gründlich zu untersuchen versteht, wird keinen Augenblick über die Antwort im Zweifel sein. Nur demjenigen Arzte, welcher mit der genauen und allseitig gründlichen Untersuchung des Gehörapparates nicht vertraut ist, könnte es in den Sinn kommen, einen Kranken wie den unserigen für einen Simulanten zu halten. Um letzteren Verdacht von dem Kranken abzuwenden, übergaben wir demselben bei seinem Abgange einen ziemlich umfangreichen Bericht; mit welchem Erfolge? Dies ist uns bisher leider gänzlich unbekannt geblieben.[1]

In therapeutischer Beziehung glauben wir zu dem in der Krankengeschichte bereits Gesagten weiteres nicht hinzufügen zu müssen.

[1] Nachträglich erfahren wir noch, dass Patient auf ein Jahr vom Dienst beurlaubt worden ist.

Leipzig, Druck von Giesecke & Devrient.

Verlag von Veit & Comp. in Leipzig.

(Zu beziehen durch jede Buchhandlung.)

Im gleichen Verlage erschien und ist durch jede Buchhandlung zu beziehen:

PRAKTISCHE BEITRÄGE

ZUR

OHRENHEILKUNDE

VON

DR. R. HAGEN,

DOCENT DER OHRENHEILKUNDE AN DER UNIVERSITÄT,
PRAKTISCHER ARZT UND OHRENARZT IN LEIPZIG.

I.

ELEKTRO-OTIATRISCHE STUDIEN.

(Abdruck aus der „Wiener medicinischen Wochenschrift" Jahrgang 1866.)

Zwei Bogen gr. Octav. geh. 8 Sgr.

Leipzig, Druck von Giesecke & Devrient.

www.ingramcontent.com/pod-product-compliance
Lightning Source LLC
LaVergne TN
LVHW091731021026
849161LV00003BB/567